AF324445

LETTRE

SUR LA MÉDECINE,

LA PETITE VÉROLE ET L'INFLAMMATION,

A MESSIEURS

LES MEMBRES DE L'ACADÉMIE DES SCIENCES,

Par un ancien Élève de l'École Polytechnique.

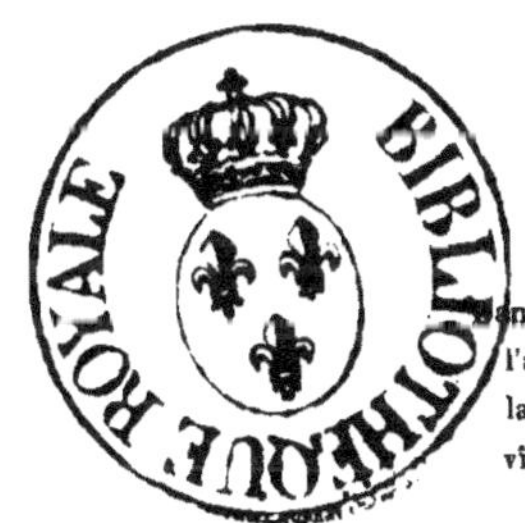

Dans un accès de mélancolie, Rousseau avait lancé l'anathème contre les médecins ; mais il regardait la médecine comme infaillible, et voulait qu'elle vînt sans eux.

Gazette de Santé, du 15 octobre 1824.

PARIS,

Chez
Th. BERQUET, Libraire, QUAI DES AUGUSTINS, N° 29;
PONTHIEU, Palais-Royal, galerie de Bois ;
tous les Marchands de Nouveautés.

1825.

IMPRIMERIE DE E. DUVERGER,
RUE DE VERNEUIL, N° 4.

AVERTISSEMENT.

——

Je ne cherche point dans cet ouvrage à jeter la pierre aux médecins ; assez d'autres les ont critiqués trop amèrement. Depuis dix ans ils se font la guerre pour conquérir un empire imaginaire ; dans ce combat, je dois garder une stricte neutralité, et ne leur proposer que des conditions de paix , également honorables pour les deux partis. Si les dépositaires de la vie des autres se sont souvent trompés, la faute en est aux temps , et non aux hommes. Les médecins ont fait ce que tout le monde aurait fait à leur place ; ils ont agi sur la foi de grands maîtres qui leur avaient dicté des leçons dans des temps d'ignorance et de superstition ; et nous pouvons tous avouer franchement que nous avons fait brûler plus ou moins d'encens sur l'autel d'un faux dieu de la médecine. Qui peut nier qu'Hippocrate ne soit encore le père et le plus grand maître de l'art de guérir (art vraiment imaginaire)? Qui ne sait tous les vains efforts qu'on a faits pour lui arracher son sceptre? Et cependant, qui peut croire que ses écrits soient parvenus jusqu'à nous sans être imbus de quelques vieux préjugés? D'autres temps, d'autres sciences :

Corvisart l'a prédit ; croyons-en ce grand homme ,

traitement de la maladie régnante; vous avez dû être étrangement surpris, être intimement persuadés que les médecins ne s'entendent plus, et qu'ils mettent bien du temps à trouver des remèdes, tandis qu'il est extrêmement probable, comme Voltaire le pensait, que la nature, beaucoup plus prévoyante, en a placé au milieu même des malades; car enfin cette nature veut toujours notre conservation.

Il me semble entendre chaque malade se plaindre sur son lit de douleur, et dire aux médecins : *Laissez-là toutes vos discussions scientifiques; guérissez-moi, si vous en avez sûrement le pouvoir; mais, si vous n'êtes sûrs de rien, laissez-moi paisiblement souffrir : mon plus grand mal, c'est de savoir le grand nombre de victimes qui ont succombé malgré vos soins. J'ai un secret pressentiment que ma santé, ma maladie et ma vie m'appartiennent, et n'appartiennent qu'à moi seul; si je suis malade, c'est probablement pour n'avoir pas su vivre. Que je voudrais bien maintenant savoir vivre! Qui pourra me l'apprendre?* Pauvres malades! Que vous êtes embarrassés, quand le plus petit des animaux ne le serait guère à votre place! C'est la nature qui vous apprendra à vivre! N'est-ce pas elle qui, par la faim et la soif, vous fait connaître vos principaux besoins? qui, par la satisfaction de ces besoins, vous a organisés comme vous êtes? Eh bien, ne mangez donc, ne buvez donc que lorsque vous en avez besoin, de bons alimens, en petite quantité et à plusieurs reprises, et soyez intimement persuadés que, par ce moyen, vous vous

guérirez bien plus sûrement qu'avec tous les remèdes imaginables; et si vous voulez encore être
plus sûrs qu'il ne restera sur votre figure aucune
marque de la petite vérole, ayez soin, avant de
manger et même de boire, de vous laver les mains
et la figure avec un peu de lait ou d'eau fraîche.

La petite vérole est une éruption d'humeurs qui
ne conviennent plus à l'ensemble de l'organisme, et
dont il est presque impossible de connaître les causes
prochaines ou éloignées. Dans un semblable travail
de la nature, on doit concevoir combien il est important pour le malade de ne manger et de ne boire
qu'avec beaucoup de précaution ; car toutes les fois
qu'il mange ou qu'il boit, c'est toujours pour faire
de nouvelles humeurs (1); et dans son état, il doit
bien se garder d'en faire de mauvaises. Naturellement, cette maladie n'est point dangereuse ; elle ne
prend un caractère grave que lorsqu'elle est contrariée
par un mauvais régime de vie, ou mal traitée par des
saignées, des sangsues, d'abondantes boissons, et
plus généralement par toutes sortes de remèdes phar-
maceutiques.

Ici, je crois entendre une explosion de clameurs
de la part des médecins, qui me reprocheront pour
le moins de n'être pas partisan de la vaccine. Ce
n'est peut-être pas assez de leur donner de bonnes
raisons; il faut encore retourner contre eux leurs re-
proches. Docteurs, pensez-y bien : Si vous croyez
que je condamne la vaccine, vous la condamnez

(1) J'entends par humeurs tous les élémens solides, liquides
et fluides qui composent la vie et l'organisme.

aussi, et je vais vous le prouver. Que faites-vous, quand vous vaccinez? Vous ne faites qu'aller au devant de la petite vérole; que hâter l'éruption des mauvaises humeurs dans un moment où naturellement elle n'aurait pas lieu; donc, vous-mêmes vous ne la regardez pas comme dangereuse. Quel traitement faites-vous suivre aux enfans que vous vaccinez? Aucun, je crois. Pourquoi n'agissez-vous pas de même lorsque la maladie se développe naturellement? Pensez-vous que la propagation de la petite vérole de maison à maison, d'enfant à enfant, ne soit pas une vaccination naturelle? Et pourquoi oubliez-vous si vite ce beau précepte d'un de vos grands maîtres (M. Leroux), « que la nature est le premier et le plus grand des médecins? » Quand ce beau précepte sera écrit en lettres dorées dans l'enceinte de la Faculté de médecine, vous n'aurez plus de discussions orageuses sur les propriétés médicinales du nitrate d'argent (1). Ainsi donc, vous

(1) Cette preuve, quoique bonne, ne sera pas prise par les médecins pour de l'*argent comptant*, parce qu'ils ont l'habitude de regarder les différences des maladies avec une lunette d'approche, et de retourner l'instrument pour observer les ressemblances. Tant que les médecins regarderont les maladies comme naturellement meurtrières, il sera toujours bien difficile de leur prouver quelques vérités. Cependant je ferai remarquer que tous ceux qui regardent les maladies comme un effort de la nature, ne peuvent pas, pour être conséquens avec eux-mêmes, les considérer comme meurtrières, parce qu'un effort de la nature ne produit jamais un mauvais effet. Quant à ceux qui croient avoir de bonnes raisons pour penser que les maladies sont naturellement pernicieuses, je leur objecterai que si cela était réellement vrai, les guérisons ne pourraient avoir lieu qu'en abolissant préalablement une loi de la nature, ce que je regarde

voyez bien que je ne condamne la vaccine pas plus que vous. A ce sujet, je vous ferai observer que si la vaccination naturelle ou artificielle a lieu dans un moment où le corps n'y est qu'imparfaitement disposé, il n'est point du tout étonnant qu'une personne ait une seconde fois la petite vérole; c'est un fait dont vous convenez vous-mêmes, et qui par conséquent vous oblige à connaître parfaitement le remède de cette maladie.

Jusqu'à quand les médecins compteront-ils pour

comme impossible. La confusion du mal et de la maladie cause souvent de grandes erreurs en médecine; mais je dois parler de la petite vérole : je vais prouver que la vaccination produit cette maladie.

Les médecins ne peuvent pas nier que la petite vérole ne soit un préservatif assez certain de cette maladie, et que la vaccine n'en soit un autre. Voilà donc deux préservatifs de la même maladie : mais si la petite vérole est elle-même son préservatif, elle ne peut point être dangereuse, meurtrière; car un préservatif ne peut pas être dangereux, meurtrier : et comme cependant elle n'est pas nulle, il faut donc croire que cette maladie est curative, salutaire, ou, en d'autres termes, qu'elle est son propre remède et son préservatif. En faisant le même raisonnement pour la vaccination, qui est bien aussi une maladie, puisqu'il y a une éruption, on prouverait que la vaccination est elle-même son remède et son préservatif. Or, deux maladies qui sont elles-mêmes leur remède et leur préservatif, et qui ont un préservatif commun, sont évidemment la même maladie.

Autrement : quand la nature, en faisant des efforts, peut produire le même résultat (un préservatif), on doit croire que, pendant le travail, les circonstances étaient les mêmes; d'où je conclus que la vaccination ne peut être qu'une petite vérole inoculée, et que le vaccin n'est que le pus d'une vache qui avait la petite vérole ; et si j'approuve fortement la vaccine, c'est surtout dans ce sens qu'elle peut apprendre aux médecins à regarder les maladies comme curatives.

rien la faim et la soif satisfaites à la voix de la nature? Quelles autres causes peuvent-ils donner de tout l'ensemble de l'organisme, de tout le merveilleux que comporte le plus petit des êtres organisés? Les prétendus miracles de M. le prince Hohenlohe ne parlent-ils pas encore assez haut? Faudra-t-il encore de nouvelles preuves du grand pouvoir de la nature? L'expérience, chaque jour, ne donne-t-elle pas des démentis formels aux principes nouveaux et anciens? Pourquoi fermer les yeux pour ne pas reconnaître l'évidence de la lumière? Pourquoi les médecins réclament-ils pour eux seuls le pouvoir absolu de guérir toutes les maladies par des ordonnances? Où sont, docteurs, vos titres naturels pour avoir ce droit de vie et de mort sur vos semblables? Pourquoi voulez-vous que, chez les autres, la faim et la soif soient des agens à vos ordres, quand vous-mêmes, chez vous, vous ne pouvez pas les commander? Votre ardeur de guérir ne vous emporte-t-elle pas trop loin? Êtes-vous toujours bien conséquens avec vous-mêmes? Les lois de la nature sont-elles toujours sacrées pour vous? Connaissez-vous bien le phénomène de la vie? Savez-vous bien comment s'organise un cheveu, un fruit, une fleur? La nature vous a-t-elle fait confidence de ses moyens d'agir en santé comme en maladie? Enfin, ne pourriez-vous pas avouer franchement que vous avez tort de vouloir prétendre tout savoir en fait de maladies, et surtout d'oublier trop aisément que vous êtes de petits enfans de la nature?

Quand les médecins sauront apprécier la faim et

la soif à leur juste valeur ; lorsqu'ils regarderont ces besoins impérieux comme les expressions des principes de la vie, et non pas comme des jeux mécacaniques des organes (la matière ne joue guère toute seule), ils auront dans la tête bien des grains de santé qui vaudront mieux que le fer et le poison pour guérir les maladies.

Je connais bien, docteurs, tout votre embarras ; vous êtes enchaînés au char de l'inflammation, et vous poussez à la roue ; mais vous devez vous apercevoir que, malgré tous vos efforts, une roue de votre char ne tourne plus, et qu'elle est enrayée par la mortalité. Il est pourtant facile de désenrayer cette roue, et, si vous voulez, je vous donnerai un coup de main : ne regardez plus l'inflammation comme la cause des maladies ; regardez-la au contraire comme un effet salutaire des efforts de la nature pour débarrasser le corps des impuretés qu'il recèle ; caressez-la au lieu de la combattre, et croyez qu'elle est toujours une opération secrète de la nature pour guérir.

Les médecins auront beau inventer théories sur théories, systèmes sur systèmes, doctrines sur doctrines, ils ne parviendront jamais à faire mentir Rousseau, tant qu'ils chercheront dans les froids cadavres les causes et les remèdes des maladies. Je ne parle pas ici de la chirurgie, qui est une science positive, presqu'entièrement perfectionnée, et que les médecins ont souvent grand tort de confondre avec la médecine. La différence entre un vivant et un mort est trop grande pour que la connaissance parfaite du

dernier puisse conduire directement à celle du premier; le phénomène de la vie est immense, et seul
beaucoup plus grand que tous les autres phénomènes
de l'organisme vivant; les sciences physiques seules
pourront jeter un rayon lumineux sur cet important
mystère; elles ne feraient que soulever un coin du
voile qui le couvre, que signaler sa grandeur, que
déjà elles assureraient les pas incertains de la médecine (1): quand les médecins auront une légère idée
de cet important phénomène et de ses affections (les
maladies), ils sauront que la nature repousse avec hor-
reur tous les médicamens qui ne sont pas propres à
augmenter la vie; ou, en d'autres termes, que les
bains et les bons alimens pris à temps, sont les principaux remèdes à toutes les maladies.

Les médecins connaissent bien les noms et les
symptômes des maladies; mais, malheureusement pour
l'humanité, ce sont-là les limites de leur savoir médical. Je ne sais si je me fais des idées bien justes
de l'inflammation et de l'irritation médicales, mais si
on ne les considère pas comme des augmentations de
chaleur, il me semble que l'on s'expose à raisonner
sur des mots bien vides de sens. Ainsi donc, les médecins physiologistes regardent l'inflammation ou une
augmentation de chaleur, comme la cause de toutes
les maladies graves, sans s'inquiéter si cette explication peut s'accorder avec celle du phénomène de la
vie. D'après ces principes, il est impossible que
l'inflammation soit proportionnelle à la gravité

(1) Ce sont là des vérités que les meilleurs médecins recon-
naissent dans leurs ouvrages.

d'une maladie ; car, si elle l'était, un malade, en mourant, serait un véritable volcan: l'expérience ne prouve-t-elle pas, au contraire, que l'inflammation est tout-à-fait en raison inverse de la gravité de la maladie ? comment donc pouvoir regarder comme cause des maladies, une augmentation de chaleur, qui devient nulle à la mort? j'avoue que tout cela me paraît bien difficile à concevoir (1): je conçois bien dans toutes les maladies une inflammation, qui est le résultat d'un secret et merveilleux travail de la nature pour combattre le trouble, le désordre, et les impuretés que peut recéler l'organisme, qui travaille autant que possible à empêcher la désorganisation, qui bat en retraite et cesse comme la vie d'exister, à mesure qu'on paralyse son action par de mauvais moyens thérapeutiques, et dont j'explique la formation de la manière suivante:

Il est évident que, quels que soient la vie et ses principes, les facultés physiques et morales sont produites par ces principes, qui doivent au moins se séparer en deux portions, pour produire ces facultés bien distinctes. Maintenant, ne peut-on pas concevoir que, dans les cas de maladie, la nature qui veut toujours notre conservation, fasse refluer, par une opération secrète, tout ou partie de la portion des principes vitaux qui produisent les facultés morales, sur l'organisme matériel et souffrant, pour y former une inflam-

---

(1) M. Broussais, après avoir fait la belle découverte de l'inflammation, a rencontré de suite une *grosse erreur,* qui l'a forcé à suivre une vieille route beaucoup trop frayée par ses confrères.

mation, et, par ce moyen, détruire les impuretés qui embarrassent le rouage de la vie. Si l'inflammation ne se formait pas ainsi, pourquoi les facultés morales disparaîtraient-elles toujours les premières? comment pourrait-on expliquer le délire dans la fièvre, les maladies mentales, la syncope, l'ivresse, et le sommeil lui-même, tous états de maladie ou de malaise, où les médecins sont forcés de reconnaître l'inflammation (ou sa sœur, l'irritation) sans aucune lésion organique: enfin, si l'inflammation n'était pas une secrète et facile opération de la nature, comment cette dernière pourrait-elle avertir sûrement l'homme de ses derniers instans? Ah! n'en doutons nullement, que c'est souvent, lorsque l'homme perd sa connaissance, que la nature travaille le plus à le guérir (1), et que, quand tous ses efforts sont vains pour lui sauver la vie, elle ne lui rende, par un retour contraire et facile, tout ce qu'elle peut de facultés morales, pour qu'au moins il meure avec toute sa connaissance. Voilà, messieurs, ce que je pense de l'inflammation, et, si vous rapprochiez de cette explication celle que j'ai osé donner du phénomène de la vie, vous verriez qu'elles s'accordent parfaitement et tellement, que l'une peut être regardée comme un corollaire de l'autre.

J'en suis bien fâché pour M. Broussais, mais l'inflammation comme il la conçoit, et comme je viens de l'expliquer, est insuffisante pour bien faire connaître la fièvre. Des souffrances insupportables causées par un ulcère intérieur, et telles qu'il fallait me guérir

(1) Voilà pourquoi il a toujours été si facile de trouver tant de *bons remèdes.*

ou me détruire, m'ont fait faire de profondes ré-
flexions sur la médecine; dans un ouvrage que je
me propose de publier, je vous rendrai compte de ma
cure; je prouverai que l'art de guérir est imaginaire (1); que l'art de se guérir est seul réel; que
le devoir d'un médecin, pour ne pas enfreindre cette
importante loi de la nature, qui veut que chacun de
nous soit chargé du soin de sa propre conservation, doit
se borner à donner aux malades des conseils salutaires
sur le régime de vie, les soins et les attentions que
réclament les differentes maladies; que de toutes les
sciences, la médecine est la plus vaste, la plus sublime,
et la plus utile; enfin que, si elle est toujours restée
bien loin en arrière des autres sciences, c'est parce
que la science de la vie, et l'art de vivre sont encore
inconnus. Mais avant cette publication, examinez
bien ce qui se passe autour de vous; voyez la démar-
che chancelante de la nouvelle doctrine, qui se traîne
péniblement sur les ruines éparses de l'ancienne doctrine; voyez la mortalité s'augmenter par suite de ce
mélange impur; voyez le nuage épais d'incertitudes
et de contradictions, qui enveloppe la Faculté de médecine; entendez quelques médecins consciencieux
qui, du haut de la tour de Babel, demandent à
grands cris, par des brochures ou des articles,

(1) Guérir et faire vivre, dans le sens médical, sont syno-
nymes; comment donc les médecins peuvent-ils raisonnablement
espérer de faire vivre leurs semblables par d'autres moyens que
ceux qu'ils sont eux-mêmes journellement forcés par la nature,
d'employer pour vivre? J'avoue que, si cela est possible en
médecine, je ne le croirai jamais.

encore une nouvelle réforme : relisez la relation des médecins français envoyés à Barcelonne, la page 551, où ils conviennent franchement que la thérapeutique de la fièvre jaune est encore dans l'enfance ; regardez la présence des plus illustres médecins dans l'académie des sciences comme un signe certain que, celui qui vous a organisés ainsi, pensait que la médecine devait trouver son flambeau au milieu des sciences ; enfin croyez que ce n'est pas sans raison, que M. Jourdan a proclamé dans une assemblée, que la médecine était un corollaire de toutes les sciences.

J'ai l'honneur d'être, etc.

Un ancien élève de l'École polytechnique.

P. S. Si quelques médecins lisent cette lettre, ils me répondront tacitement qu'ils connaissent bien le grand pouvoir de la nature, qu'ils savent bien que les maladies ne sont que des infractions aux lois de la vie, que les souffrances et la mort sont les seuls moyens qu'ait la nature pour faire respecter ses lois ; et que, en ordonnant des remèdes, ils ne se proposent jamais que d'aider la nature. Oui, sans doute, docteurs, vos intentions sont toujours très bonnes ; mais si vous croyez pouvoir aider la nature à travailler dans l'organisme par d'autres moyens que ceux qu'elle ordonne d'employer, et qu'elle a toujours le soin de faire connaître à tous les animaux qui respirent, votre erreur est bien grande : car alors vous regardez la nature comme une *petite fille* que vous devez conduire *par la main* ; tandis qu'elle est une *vieille grand' mère* qui veut tout conduire, qui veut impérieusement qu'on lui obéisse, et qui cependant ne punit qu'avec beaucoup de regret ceux qui, par un entêtement inconcevable, et en suivant vos conseils, persistent à vouloir changer ses lois.

www.ingramcontent.com/pod-product-compliance
Lightning Source LLC
LaVergne TN
LVHW010258060726
842527LV00007B/2787